AF402594

DE

L'HÉMICHORÉE

SYMPTOMATIQUE

DES AFFECTIONS CÉRÉBRALES

RAPPORT LU A L'ACADÉMIE DE MÉDECINE DANS LA SÉANCE DU 24 NOVEMBRE 1885

PAR

LE Dr E. MESNET

Membre de l'Académie de médecine, Médecin des hôpitaux

PARIS

G. MASSON, ÉDITEUR

LIBRAIRE DE L'ACADÉMIE DE MÉDECINE

BOULEVARD SAINT-GERMAIN, 120

1885

DE

L'HÉMICHORÉE

SYMPTOMATIQUE

DES AFFECTIONS CÉRÉBRALES

BOURLOTON. — Imprimeries réunies, A, rue Mignon, 2, Paris.

DE

L'HÉMICHORÉE

SYMPTOMATIQUE

DES AFFECTIONS CÉRÉBRALES

RAPPORT LU A L'ACADÉMIE DE MÉDECINE DANS LA SÉANCE DU 24 NOVEMBRE 1885

PAR

LE Dr E. MESNET

Membre de l'Académie de médecine, Médecin des hôpitaux

PARIS

G. MASSON, ÉDITEUR

LIBRAIRE DE L'ACADÉMIE DE MÉDECINE

BOULEVARD SAINT-GERMAIN, 120

1885

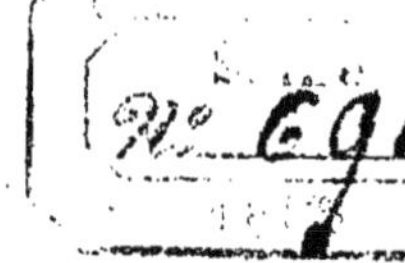

DE

L'HÉMICHORÉE

SYMPTOMATIQUE

DES AFFECTIONS CÉRÉBRALES

Votre Commission, en donnant au concours la question de l'hémichorée, avait pour but d'appeler l'attention sur une expression morbide dont l'étude appartient à ces dernières années.

Dès les premières recherches faites sur ce sujet, il avait été facile de constater que les lésions anatomiques coexistant avec les manifestations choréiques, avaient leur siège dans la couche optique. Mais cette première notion ne pouvait être qu'une indication vague et insuffisante, à une époque où l'étude des localisations devenait la note dominante de la pathologie cérébrale.

Quel était, entre les diverses parties qui concourent à former la couche optique, l'élément dont la lésion répondait au trouble musculaire de l'hémichorée?

De tous côtés, en Amérique, en Angleterre, en Allemagne, les recherches se multiplièrent, et l'école de la Salpêtrière se mit au premier rang dans l'étude de ce difficile problème de physiologie pathologique.

En 1875, Charcot tente le premier la formule d'une localisation spéciale et s'exprime ainsi, dans l'un de ses cours : « A côté, en avant sans doute des fibres qui dans la couronne rayonnante servent de voie aux impressions sensitives, il est des faisceaux de fibres doués de propriétés motrices particulières dont l'altération déterminerait l'hémichorée, chaque fois que ce faisceau est irrité, comprimé ou altéré dans sa constitution. »

Telles me semblaient être les notions acquises, au moment où votre Commission donnait cette question au concours du prix Civrieux !

Un seul mémoire nous a été présenté.

Il a pour épigraphe :

« On veut forcer l'analyse, et tout se disperse en atomes ; on croit avoir en main quelque chose, que déjà tout s'est évaporé. »

Cette pensée philosophique inscrite à la première page du mémoire, domine l'auteur dans tout le développement de son travail. Étudiant avec soin les formes nouvelles décrites sous les noms d'hémichorée, d'atéthose, d'hémiatéthose, d'hémiataxie, d'hémisclérose en plaques, d'hémiparalysie agitante, il les compare entre elles, les discute et les sépare en deux groupes cliniquement distincts par la nature même de leurs mouvements :

1º Un premier groupe comprenant les tremblements à mouvements rythmiques et monotones ;

2º Un second groupe comprenant les mouvements incoordonnés, arythmiques, procédant par saccades ou par flexions lentes et rigides.

Il s'élève contre l'importance trop magistrale donnée par les observateurs aux caractères différentiels de chacune des variétés comprises dans ces groupes, et les rapproche par des vues d'ensemble basées sur leurs analogies. Passant ainsi de l'analyse à la synthèse, il conclut à l'assimilation de l'hémichorée post-hémiplégique à l'hémiatéthose post-hémorragique dont Charcot, Proust, Oulmont, nous avaient donné de remarquables exemples.

Éliminant de son sujet tous les tremblements rythmiques, monotones, l'auteur comprend sous le terme générique d'*hémichorée symptomatique*, l'ensemble des mouvements involontaires et incoordonnés se montrant dans les membres qui sont ou seront bientôt paralysés, survenant tantôt dans le repos, tantôt seulement dans les mouvements

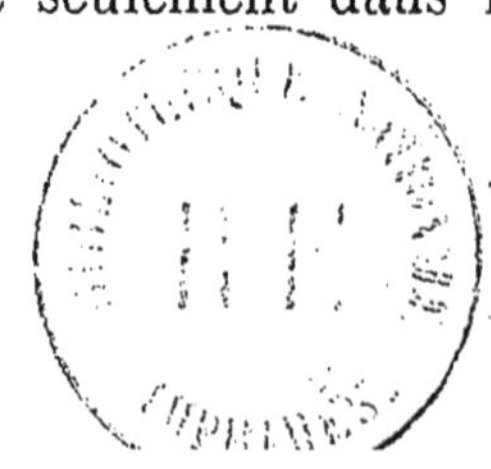

voulus, mais se rattachant toujours à une lésion cérébrale.

Quelle que soit la forme de l'hémichorée classique ou *mixte* (c'est le nom réservé aux formes dérivées), elle *succède* presque toujours à l'hémiplégie ; cependant quelques observations très autorisées, et contrôlées par l'autopsie, démontrent qu'elle *la précède* parfois, comme phénomène initial de l'hémiplégie à courte échéance.

Peu importe, du reste, l'origine ou plutôt le genre de lésion cérébrale qui produit l'hémiplégie ; qu'elle soit : hémorragie — ramollissement — tumeur du cerveau — encéphalite,... c'est à peine si la nature de la lésion entraîne quelques légères différences dans l'évolution du symptôme : à l'exception toutefois de l'hémichorée produite par des tumeurs cérébrales, qui semble être plus irrégulière dans le trouble apporté aux mouvements, s'accompagner rarement d'anasthésie, non plus que d'hémiplégie, et rester plus limitée dans son siège.

Un chapitre important du mémoire est l'étude du rapport de l'hémichorée symptomatique avec la lésion cérébrale qui la produit.

L'auteur, réunissant la plupart des observations publiées jusqu'à ce jour, les analyse, les rapproche, les compare entre elles, et démontre par des chiffres

que la coïncidence d'une lésion des couches optiques
est de beaucoup la plus fréquente. Mais, tenant
compte d'autre part de l'existence exceptionnelle de
l'hémichorée dans l'hémorragie centrale *commune*
qui compte tant de victimes, et d'autre part, des
faits particuliers de chorée consécutive à des lésions
placées en dehors des couches optiques, l'auteur se
demande si la localisation en un point circonscrit
de la capsule interne ne serait point un champ trop
limité, répondant, il est vrai, à la plupart des cas,
mais sans les comprendre tous.

Déjà, les derniers travaux entrepris sur ce point
de physiologie pathologique, avaient élargi la
question et étendu le domaine de l'hémichorée sur
*tout le faisceau moteur pyramidal qui du bulbe se
porte vers la capsule interne qu'il traverse, pour
aller s'épanouir à la surface des hémisphères.* Les
recherches anatomiques consignées dans ce mémoire confirment les travaux de Charcot, de Vulpian,
de Raymond, Rendu, Gombaut, Oulmont, Bris-
saud, etc..., qui ont plus particulièrement étudié
cette question dans ces dernières années.

Étant démontré que la lésion organique peut
occuper un *point quelconque sur le trajet du faisceau pyramidal,* une autre question surgit immé-
diatement comme complément de la première...

Cette question est celle-ci :

Quelle peut être l'*importance de l'étendue de la lésion* par rapport à l'ensemble des fibres motrices qui constituent ce faisceau ?

En d'autres termes :

L'hémichorée surviendra-t-elle toujours comme manifestation consécutive à la lésion de ce faisceau ?

Si la destruction est complète et qu'aucune réparation soit possible, l'hémichorée n'apparaîtra *jamais*, à aucune époque de la maladie... Mais, dans le cas où le faisceau moteur ne sera qu'incomplètement détruit, ou comprimé de façon à interrompre la transmission régulière des impulsions motrices, sans les intercepter complètement, dans le cas encore où le faisceau moteur, sans être directement intéressé, subit une influence irritative de voisinage, les mouvements prendront les allures choréiformes.

Telle doit être l'explication physiologique des manifestations de la chorée préhémiplégique et de la chorée posthémiplégique ; — la première est sous la dépendance du processus morbide à marche plus ou moins envahissante, elle annonce l'accident prochain dont l'hémiplégie sera le dernier terme ; — la seconde succède à l'accident, elle appartient au travail de réparation qui se fait dans les fibres con-

ductrices du faisceau moteur, dans lequel les impulsions motrices, interrompues depuis plus ou
moins de temps, commencent à se rétablir.

La première est le signal d'alarme !

La seconde est la voie du retour !

C'est en vain que quelques expérimentateurs,
Vulpian, Raymond, Laborde, ont essayé de produire
artificiellement chez le chien, moyennant un procédé
de laboratoire, les phénomènes de l'hémichorée.

Quelle qu'ait été leur habileté de main, les résultats obtenus par la vivisection n'ont apporté aucune preuve démonstrative, tant il est difficile de
porter l'instrument sur un point isolé de la masse
encéphalique, et de limiter le traumatisme à la seule
région que l'on veut atteindre.

Entre autres chapitres qui me resteraient à exa-
miner, il en est un sur lequel je dois fixer votre attention pendant quelques instants encore. C'est la
question de physiologie pathologique, à laquelle
l'auteur s'est d'autant plus attaché qu'elle est au-
jourd'hui encore plus indécise.

Sous quelle influence se produisent ces formes
particulières d'excitation motrice ?

Telle est la question qu'il se pose. Il passe en
revue les diverses théories :

Celle de Dickson, théorie paralytique ;

Celle de Jackson adoptée par Ferrier, théorie irritative;

Celle de Brown-Séquard, théorie de diffusion.

Il arrive à la théorie des écoles allemandes et anglaises qui rattachent les divers phénomènes choréiques à un certain degré de *contracture* du muscle. Cette donnée physiologique, qui n'a point encore, à vrai dire, la consécration d'une vérité scientifique, bien qu'elle semble compter à son profit les résultats d'expérimentations faites avec la strychnine, le curare, le chloroforme, n'est acceptée par votre Commission que comme une hypothèse très habilement appliquée par notre auteur à l'analyse clinique des divers mouvements choréiques soit spontanés, soit provoqués par les excitations de la volonté.

L'examen du choréique à l'état de repos, comme à l'état de mouvements voulus ou commandés, compte, en effet, parmi les signes dont Charcot a signalé toute l'importance.

Si la contracture du groupe musculaire est faible, elle ne réagira pas sur son antagoniste et il n'y aura pas de mouvements au repos ; mais, si l'influence excitante d'un mouvement voulu ou commandé survient à l'improviste, le désordre se manifestera à un degré variable, entraînant l'incoordination dans une mesure proportionnelle à la somme d'excitation mise en jeu, et à l'impressionnabilité du sujet; la volonté transmise par l'intermédiaire du faisceau pyramidal dont la lésion retentit jusqu'à la région bulbaire, éveille dans le muscle une tonicité plus grande, qui peut s'exagérer au point que l'incoordination musculaire atteindra les limites les plus extrêmes, voire même arrivera jusqu'à la contracture momentanée des muscles, s'immobilisant dans une attitude fixe.

Qu'aux excitations de la volonté succède le calme du sommeil, le désordre musculaire disparaît ou, tout au moins, le mouvement se réduit au minimum d'intensité.

Ces observations cliniques appliquées à l'examen de diverses variétés de mouvements oscillatoires viennent à l'appui du rapprochement que Charcot, Proust, Oulmont ont songé à établir entre l'hémichorée cérébrale et l'atéthose.

Entraîné par l'idée d'ensemble qui domine son œuvre, l'auteur conclut (prématurément peut-être) à l'*identité* des diverses formes de mouvements arythmiques désignés par lui sous le nom d'hémichorées symptomatiques.

Il résume son mémoire en ces quelques mots :

Anatomiquement, tous ces mouvements anormaux tiennent à l'irritation d'un point quelconque du faisceau pyramidal sur telle ou telle partie de son trajet.

Les diverses variétés de mouvements incoordonnés ne répondent pas à des lésions de sièges différents; leur type est subordonné à l'état des muscles du côté paralysé dont la tonicité et la contractilité varient avec le sujet, avec l'âge de l'hémiplégie, avec l'étendue de la lésion. Les variétés ne sont qu'accessoires; il y a parité entre elles, puisqu'elles peuvent exister isolément ou simultanément, suivant le processus de la lésion et suivant la diversité des fibres atteintes sur le trajet du faisceau conducteur.

Je termine, Messieurs, en réclamant votre indulgence pour votre rapporteur qui, pressé par le temps, n'a pu vous donner qu'un aperçu fort incomplet du travail dont vous lui aviez confié l'analyse;

Et d'autre part, en signalant tout particulièrement à votre attention ce travail de longue haleine, dans lequel l'auteur fait preuve d'une grande érudition, en résumant l'ensemble des connaissances actuelles sur cette épineuse et difficile question. Il discute les points litigieux; il exagère, peut-être, parfois les analogies au profit de sa doctrine qui le conduit à la formule de l'identité.

Néanmoins, votre Commission a donné son assentiment à l'idée générale de ce mémoire qui tend :

A réduire à de simples variétés les espèces pathologiques qui vont se multipliant de plus en plus chaque jour;

A les réunir et les grouper d'après les données de la clinique et de l'anatomie pathologique ;

Qui tend, en un mot, à réaliser en pathologie l'application de cette formule si féconde dans les sciences naturelles et philosophiques : On veut forcer l'analyse, et tout se disperse en atomes..., on croit avoir en main quelque chose, que déjà tout s'est évaporé.

4807. — BOURLOTON. — Imprimeries réunies, A, rue Mignon, 2, Paris.

BOURLOTON. — Imprimeries réunies, **A**, rue Mignon, 2, Paris.

9 782013 578660